FIÈVRE DENGUE

ET

GRIPPE

D'APRÈS L'ÉPIDÉMIE DE 1889-1890

PAR

Le Docteur J. TISSOT

PRIX CHASSELOUP-LAUBAT (1887)

CHIRURGIEN-ADJOINT A L'HOTEL-DIEU

CHAMBÉRY

IMPRIMERIE NOUVELLE, AVENUE DU CHAMP DE-MARS

—

1890

FIÈVRE DENGUE

ET

GRIPPE

D'APRÈS L'ÉPIDÉMIE DE 1889-1890

PUBLICATIONS ANTÉRIEURES

1° *De la fièvre récurrente malarienne* (Thèse ; Paris, 1884).

2° *De la cocaïne en chirurgie et en thérapeutique oculaire* (Paris, 1885).

3° *Note sur un cas de vice de conformation* (Paris, 1888).

4° *Note sur l'étiologie de la fièvre typhoïde* (Société d'histoire naturelle de Savoie, 1888).

5° *Des théories microbiennes en général, de leurs applications à la médecine et particulièrement à la chirurgie* (Société d'histoire naturelle de Savoie, 1889).

FIÈVRE DENGUE

ET

GRIPPE

D'APRÈS L'ÉPIDÉMIE DE 1889-1890

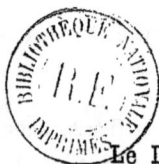

PAR

Le Docteur J. TISSOT

PRIX CHASSELOUP-LAUBAT (1887)

CHIRURGIEN-ADJOINT A L'HOTEL-DIEU

CHAMBÉRY

IMPRIMERIE NOUVELLE, AVENUE DU CHAMP DE-MARS

—

1890

FIÈVRE DENGUE

ET

GRIPPE

D'APRÈS L'ÉPIDÉMIE DE 1889-1890

L'épidémie récente, qui vient de faire le tour du monde, a été très discutée au point de vue de sa nature. Elle a présenté dans ses allures, ses formes cliniques, des particularités qui ont fait douter à beaucoup de médecins qu'il s'agissait de la grippe et qui ont fait émettre cette hypothèse que cette épidémie n'était autre chose que la fièvre dengue. Donner une description résumée de la dengue, décrire l'épidémie dernière telle que je l'ai vue, rapprocher les deux affections et rechercher si leur nature est identique, tel sera le plan de ce travail.

FIÈVRE DENGUE

La dengue est une maladie infectieuse, transmissible et contagieuse, susceptible de prendre une extension rapide et d'envahir de grandes étendues de pays. Sa nature est généralement bénigne ; son origine est inconnue.

D'après une description laissée par le missionnaire Persin, il paraît assez probable que l'affection qui ravagea la côte de Coromandel vers 1780, n'était autre que la dengue. En 1784, une maladie décrite par don Cristovas Cubillal, sous le nom de piadosa, régna épidémiquement à Cadix et s'étendit de là à Séville; les recherches faites depuis ont prouvé que la piadosa et la dengue constituaient la même affection. En 1788, la piadosa ravagea de nouveau Cadix; l'histoire de cette épidémie a été faite par Fernandez de Castilla. En 1864, Cadix fut encore visitée par la dengue. En 1824, la dengue se montre en Birmanie, à Rangoun et envahit de là l'Inde. A partir de cette époque les épidémies de dengue deviennent de plus en plus fréquentes, et cette maladie s'observe dans toute la zone intertropicale.

La dengue peut se montrer dans tous les pays chauds, non seulement à terre, mais aussi sur les bâtiments navigant dans ces parages. Le fait le plus frappant à cet égard est celui du *Centurion* qui, en 1804, peu de jours après son arrivée à Bombay, eut 150 cas de dengue, sans un seul décès.

La fièvre dengue a reçu les appellations les plus diverses. Aux îles Hawaï, elle est appelée par les indigènes fièvre bouou (qui signifie cri, gémissement). En Afrique, sur la côte Mozambique, l'affection désignée par les indigènes sous le nom d'itaca (mot qui signifie force, violence), n'est autre que la dengue. L'andancio des Canaries, le n'dagmouté des nègres sénégaliens, le trancazo (coup de barre) de Ténériffe sont des appellations différentes de la dengue. L'affection dont je m'occupe a reçu bien d'autres noms, tels que ceux de dandy-fever, fièvre polka, broken-wing, break-bones, qui visent chacun un des symptômes de la maladie; fièvre articulaire des pays chauds; fièvre des dattes (Egypte); fièvre rhumatismale; fièvre courbaturale, abou-Rekab (arabe).

Par ce qui précède, on peut voir que la dengue est une affection ubiquitaire, qui sévit généralement dans les pays tropicaux, mais qui peut parfaitement s'acclimater dans les pays tempérés, ainsi que l'ont prouvé les épidémies de Cadix, celles de l'Egypte et de la côte Syrienne. Dans ces dernières années, la dengue s'est avancée, par la Syrie, jusqu'à Constantinople et Salonique, et, ainsi que le fait remarquer le docteur de Brun, de Beyrouth, paraît avoir des tendances à faire des incursions en Europe.

DESCRIPTION. — Les symptômes de la dengue sont assez caractéristiques et cette affection, dans tous les pays où elle a été observée, a à peu près la même physionomie. L'invasion est généralement brusque, quelquefois foudroyante. Une céphalalgie sus-orbitaire vive, de la rachialgie, du brisement des membres, des douleurs articulaires occupant surtout les genoux, des frissons et une réaction fébrile vive ; des convulsions chez les enfants, d'autrefois des nausées et des vomissements sont les premiers symptômes.

Les douleurs articulaires existent dans la généralité des cas ; elles sont plus ou moins généralisées, occupent soit les petites articulations des doigts et des orteils, soit celles des genoux, consistent tantôt dans un simple endolorissement, tantôt en des douleurs vives gênant les mouvements, ne s'accompagnant jamais de gonflement articulaire ni de symptômes d'arthrite.

La température, généralement élevée au début, atteint et même dépasse 40° ; le pouls est fréquent, la peau sèche.

Le visage est vultueux, la conjonctive est injectée, les yeux sont brillants, larmoyants, ils sont souvent le siège d'un picotement désagréable.

Les phénomènes d'embarras gastrique sont constants ; la

langue est rouge sur les bords, blanc jaunâtre au centre ;
l'inappétence est absolue.

Un des phénomènes importants du début consiste dans
une éruption spéciale (initial rash), constituée par un érythème diffus du tronc et de la face, prenant quelquefois
l'aspect scarlatiniforme. Cette éruption initiale est très fugace,
dure quelques heures à peine, peut être si légère qu'elle
passe inaperçue, peut aussi manquer complètement et dis-
paraît généralement sans desquamation.

Concurremment on a noté de l'hyperémie conjonctivale,
une angine légère, quelquefois des épistaxis.

Ces phénomènes du début persistent en s'accentuant pendant six, douze ou vingt-quatre heures, rarement quarante-
huit heures. Au bout de ce temps survient une rémission
signalée souvent par une transpiration abondante et caractérisée par un état d'abattement extrême. Telle est la première période de la fièvre dengue ; ses symptômes principaux sont : 1° un début brusque surprenant souvent le
malade au milieu de ses occupations ; 2° des douleurs poly-
articulaires ; 3° de la rachialgie ; 4° une réaction fébrile
à forme généralement rémittente ; 5° de l'embarras gastrique; 6° un érythème initial fugace et inconstant.

Vers la fin du troisième jour ou au commencement du
quatrième, on assiste à une nouvelle phase caractérisée par
le retour des phénomènes douloureux et surtout par une
nouvelle éruption (terminal rash). Cette seconde période
peut manquer et dans beaucoup de cas l'affection est limitée
à la première période. L'éruption terminale, quand elle
existe, car comme la première elle peut faire défaut, revêt
les formes les plus diverses : tantôt elle ressemble à la
scarlatine, tantôt à la rougeole ; elle peut simuler l'urticaire,
la roséole. Elle peut être complètement apyrétique; d'autrefois elle est signalée par une élévation de température

moindre que celle du début ; elle se termine généralement par desquamation furfuracée. Presque toujours elle est accompagnée d'un prurit violent, auquel le docteur de Brun attache une certaine importance et qui, d'après lui, peut servir à lui seul pour faire le diagnostic rétrospectif de la dengue.

Les urines ont les caractères des urines fébriles, ne contiennent généralement pas d'albumine, bien que le fait puisse se produire.

La fièvre dengue laisse les malades dans un état de débilité très grande ; la convalescence est pénible, l'appétit reste languissant pendant un temps assez long et les forces ne reviennent que lentement. Le docteur Martialis a signalé dans le cours de la convalescence des douleurs articulaires consécutives, persistantes.

Les rechutes sont possibles, mais assez rares. La fièvre dengue est généralement bénigne, et la mortalité à mettre à son actif est très faible. Sur 11,716 cas, le docteur Martialis ne relève que 57 décès.

La durée moyenne assignée à la dengue est de trois à cinq jours.

Comme complication, on a noté la diarrhée, la dysenterie, l'hépatite, le muguet dans certaines épidémies (docteur Thaly).

Quelle est la nature de la fièvre dengue ? Presque tous les auteurs qui se sont occupés de cette affection admettent qu'elle est contagieuse et transmissible à un haut degré. Quant à la nature intime de l'affection, elle a donné lieu à beaucoup de controverses. Le docteur Thaly la rapproche volontiers de l'érythème noueux. Le docteur Rey, auteur d'une étude approfondie de la dengue, a de la tendance à en faire une fièvre éruptive. Le docteur Vauvray, qui a observé une épidémie de fièvre des dattes, est du même avis. L'opi-

nion dominante des médecins qui ont observé la fièvre dengue, est qu'il s'agit d'une fièvre éruptive à classer à côté de
la rougeole et de la scarlatine.

DE LA GRIPPE

(D'APRÈS L'ÉPIDÉMIE DE 1889-1890)

La grippe, appelée encore influenza, catarrhe épidémique, paraît avoir fait sa première apparition en Europe au
quatorzième siècle (1387). Quelques auteurs ne font remonter son origine qu'au quinzième siècle. Pendant le dix-
septième et le dix-huitième siècle, on trouve plusieurs
grandes épidémies de grippe. De 1804 à 1864, date de l'avant-
dernière épidémie, on note quatre ou cinq apparitions de la
grippe. De 1864 à 1889, la grippe se montra dans quelques
localités isolées, mais ne prit pas l'allure épidémique. C'est
ainsi qu'au mois de mars 1889 j'ai pu observer une petite
épidémie de grippe avec de nombreux cas de broncho-
pneumonies consécutives et qui resta localisée dans un petit
village de la vallée de Chambéry. Au commencement du
mois de novembre 1889, la grippe éclata en Russie et en
quelques jours une bonne partie de la population de Saint-
Pétersbourg fut atteinte. De la Russie la grippe s'étendit
rapidement à toute l'Europe, franchit les mers, envahit
l'Algérie, l'Angleterre et les deux Amériques, marchant du
nord-est à l'ouest. Elle progressa aussi du côté de la Turquie,
envahit toute la côte Syrienne et l'Egypte. En moins de
deux mois elle avait fait le tour du monde. Cette extension
extraordinairement rapide, l'invasion pour ainsi dire simultanée de grandes étendues de pays sont la caractéristique
des épidémies de grippe observées jusqu'à ce jour.

DESCRIPTION. — Si j'en juge par les cas que j'ai suivis, les diverses modalités cliniques de la grippe peuvent se ramener à deux principales.

1re *forme.*— Dans la majorité des cas le début fut brusque : la maladie surprenant les gens au milieu de leurs occupations habituelles, sans qu'aucun signe prémonitoire vînt annoncer cette attaque imprévue. Les principaux symptômes étaient : une céphalalgie sus-orbitaire vive, avec mouvements des yeux douloureux; de la rachialgie ; du brisement des membres ; des douleurs musculaires courbaturales, contusives atteignant, dans certains cas, une intensité extrême, des frissons, des pandiculations, un état de malaise tout particulier ; d'autrefois une dyspnée assez grande pouvant faire craindre l'invasion d'une affection grave des voies respiratoires, alors que l'examen du poumon ne donnait que des signes négatifs ; ou bien des nausées, des vomissements alimentaires d'abord, puis bilieux ; des convulsions chez les enfants ; des crises hystériformes chez les personnes prédisposées ; dans la généralité des cas une prostration extrême allant jusqu'aux lipothymies. La langue était saburrale, large, étalée, humide, rouge sur les bords, blanc jaunâtre au centre, présentant quelquefois sur ses bords des empreintes dentaires. La soif quelquefois nulle était, dans d'autres cas, excessive ; l'inappétence absolue. La peau était chaude et sèche ; la température initiale était élevée, variant entre 39° et 40°, dépassait rarement ce chiffre ; le pouls était fréquent et oscillait entre 100 et 120. Epistaxis fréquentes.

Ces symptômes du début persistaient toute la nuit (car dans la majorité des cas l'invasion eut lieu le soir), quelquefois tout le jour suivant, dans certains cas graves plusieurs jours. En général, au bout de vingt-quatre ou trente-six heures, une rémission notable se faisait ; les phénomènes douloureux cessaient, une transpiration abondante arrivait ;

la température tombait, tout rentrait dans l'ordre et la convalescence s'établissait, se signalant par une faiblesse
extrême hors de proportion avec la courte durée de la
maladie.

Quelques détails sur ces différents symptômes. Les phénomènes douloureux dans les cas légers pouvaient être très
atténués et les malades atteints à ce degré continuaient à
vaquer à leurs occupations, tout se bornant à une légère
courbature, de la diminution de l'appétit. D'autres fois le
phénomène douleur était très accusé, signalé entre autres
par une rachialgie intense, occupant toute la région dorsale
et sous la dépendance manifeste d'une irritation médullaire.
Les douleurs musculaires des cuisses et des mollets étaient
dans certains cas excessives et persistaient même pendant
la convalescence. De véritables douleurs articulaires, sans
aucune lésion de l'articulation, ni gonflement, ni rougeur,
laissant les mouvements communiqués parfaitement libres,
occupant les articulations fémoro-tibiales, celles des doigts
et du coude, existaient dans quelques cas. Chez une de mes
malades cette arthralgie très vive resta limitée aux articulations des doigts La myalgie des muscles moteurs du globe
oculaire exista dans la grande généralité des cas.

Les urines avaient le caractère des urines fébriles. Dans
les cas graves, à forme typhoïde, elles renfermaient de l'albumine. Ce fait n'a rien d'étonnant. On a signalé, en effet,
dans les autopsies de malades morts de la grippe, l'existence
d'une véritable néphrite infectieuse.

Plusieurs malades présentèrent des éruptions. Le fait fut
assez rare, et pour ma part je n'en ai observé que deux cas.
Dans le premier cas, l'érythème occupait la racine des che-
veux, la partie antérieure de la poitrine et le dos; il s'effaçait
sous la pression du doigt et disparut en quelques heures
sans laisser de traces. Dans le second cas, il s'agissait d'une

éruption généralisée d'urticaire qui survint au déclin de la maladie. D'autres médecins ont vu des érythèmes occupant la face antérieure du tronc et des bras, persistant pendant douze à vingt heures et disparaissant brusquement sans laisser de traces. On a aussi signalé, surtout à Brest, des cas d'éruption simulant celle de la dengue.

Dans quelques cas peu fréquents, l'affection revêtait l'aspect d'une fièvre typhoïde, à un tel point que la méprise était possible. Les caractères différentiels entre les deux affections, d'après quelques cas que j'ai observés, me paraissent être les suivants : 1° dans la grippe, la température très élevée dès le début se maintient entre 39° et 40°, avec une légère rémission matinale ; dans la fièvre typhoïde, au contraire, la température met plusieurs jours pour atteindre son fastigium. En d'autres termes, les lois thermiques de Wunderlich ne sont pas applicables à la grippe ; 2° les prodromes typhiques (perte d'appétit, céphalalgie) n'existent pas dans la grippe, dont le début est brusque ; 3° on n'observe pas dans la grippe de taches rosées lenticulaires, ni de diarrhée fétide avec selles jaune d'ocre ; 4° la tuméfaction splénique n'existe pas dans la grippe (du moins dans les cas que j'ai vus, car plusieurs médecins prétendent avoir constaté ce symptôme dans la grippe) ; 5° d'après le professeur Rendu, dans la grippe la céphalée est le plus ordinairement temporale ou frontale, tandis que dans la dothienenterie elle serait le plus souvent occipitale.

Dans quelques cas peu fréquents les symptômes abdominaux prédominèrent et se signalèrent par des douleurs vives occupant le domaine du sympathique abdominal. Un point douloureux constant, réveillé par la pression, siégeait au creux épigastrique et s'irradiait de là dans tout l'abdomen. Les malades se tenaient pliés en deux, les genoux rapprochés de la poitrine ; des nausées et des vomissements survenaient bientôt ; l'intolérance gastrique était absolue. Ces phénomènes persistaient pendant un nycthemère, puis s'amendaient. La convalescence dans cette forme fut très longue et était marquée par des troubles digestifs variés, très tenaces.

Dans une autre variété à laquelle on peut donner le nom de lipothymique, la faiblesse était tellement grande, que les malades avaient des syncopes dès qu'ils quittaient la position horizontale. Il s'agissait là vraisemblablement de troubles d'innervation du cœur ou de phénomènes bulbaires.

A quelque variété que l'on ait eu affaire, la convalescence fut toujours longue, caractérisée par une faiblesse très grande, des transpirations abondantes, des douleurs musculaires persistantes, d'autres fois par des troubles gastriques très tenaces. Souvent dès que la fièvre tombait les malades étaient pris de toux et de phénomènes trachéobronchiques qui duraient quelques jours.

Dans quelques cas, et souvent chez les enfants, il existait pendant quelques jours un prurit assez violent, généralisé ou limité à certaines parties du corps.

2e forme ou forme thoracique. — Le début était moins brusque que dans la première forme ; dans la majorité des cas les sujets atteints toussaient déjà depuis quelques jours, avaient de l'inappétence ; puis, sans cause apparente, leur fatigue augmentait, la fièvre s'allumait, accompagnée de lassitude, de courbature, d'une toux opiniâtre, quinteuse, pénible, avec expectoration de crachats filants, muqueux, symptômes révélant l'existence d'une trachéite aiguë. Fréquemment il existait un coryza prémonitoire.

Dans d'autres cas plus graves ces symptômes étaient plus accusés ; la température était plus élevée ; la toux plus fréquente causait de l'insomnie et s'accompagnait de douleurs rétro-sternales et interscupulaires. A l'examen du poumon, on trouvait des râles ronflants et sibilants disséminés dans la poitrine ; des foyers de gros râles muqueux à la base d'un ou des deux poumons. La température, moins forte le premier jcur que dans la première forme, variait au début entre 39° et 39°5, se maintenant à ce niveau pendant deux ou trois jours, puis la défervescence se faisait lentement. Huit à dix jours étaient nécessaires pour que le malade entrât en convalescence. Souvent il se faisait de nouvelles poussées du côté du poumon, véritables rechutes qui prolongeaient l'affection.

Dans cette seconde forme les complications étaient nombreuses et graves. Elles consistaient surtout en bronchite capillaire, broncho-pneumonie, pneumonie lobaire, pleurésie. Les pneumonies grippales différaient des pneumonies vulgaires par les points suivants : 1° en général elles étaient doubles ; 2° l'expectoration rouillée manquait très souvent ; 3° la douleur de côté était moins vive que dans la pneumonie ordinaire et faisait défaut quelquefois ; 4° les symptômes concomitants : délire, fièvre, etc., étaient moins bruyants ; 5° leur gravité était beaucoup plus grande et elles se terminaient souvent par la mort vers le second ou le troisième jour. Le pneumocoque de Friedlaender existait presque toujours dans les crachats. Ces pneumonies grippales ont été fréquentes, surtout chez les personnes âgées, et la mortalité de la grippe était en grande partie à mettre à leur actif. Une complication moins fréquente fut la spléno-pneumo..ie dont voici une observation :

M..., jeune garçon de 15 ans, a une grippe d'une intensité moyenne, il commençait à sortir, lorsque son état s'aggrava subitement et il eut deux syncopes dans la journée. En l'examinant, je trouvai dans le tiers inférieur du poumon gauche : matité, égophonie, souffle expiratoire doux ; en avant l'espace semi-lunaire de Traube était sonore. La gué-

rison complète fut obtenue en dix jours, grâce à un traite-
ment par les révulsifs.

L'orchite a été signalée comme complication et paraît avoir
été plus fréquente dans certaines localités que dans d'autres.

Le docteur Fiessinger, d'Oyonnax, indique comme complication de la grippe chez les enfants une tuméfaction des
glandes parotides analogue à celle que l'on remarque dans la
fièvre ourlienne. J'ai observé un cas de cette nature chez une
petite fille de dix ans ; la parotidite apparut dans le cours
d'une rechute de grippe et disparut vingt heures après.

Du côté des yeux on a noté la conjonctivité catarrhale et
l'iritis.

Du côté de l'oreille on a observé l'otite moyenne aiguë à
pneumocoques coïncidant avec des complications pleuro-
pulmonaires.

La durée de cette seconde forme fut plus longue que celle
de la première ; elle a été en moyenne de trois semaines.

PRONOSTIC. — Au début de la dernière épidémie, l'avis de
tous les médecins autorisés était que l'on avait affaire à une
affection d'une bénignité extrême. Malgré cet optimisme,
on ne tarda pas à s'apercevoir que la mortalité dans toutes
les localités atteintes par la grippe augmentait dans de nota-
bles proportions ; que si la grippe toute seule était incapa-
ble de causer la mort, elle prêtait une aide puissante aux
autres affections ; que chez tous les sujets atteints d'une tare
organique quelconque son pronostic devenait très grave. Il
devint donc bientôt avéré que sans la grippe bon nombre de
maladies chroniques ne se seraient pas terminées aussi pré-
maturément. En outre, partout les médecins observèrent
les faits suivants : la grippe arrivait dans une localité, frap-
pait d'abord un grand nombre de personnes, et dans la première quinzaine ses atteintes étaient bénignes ; puis sur-

gissaient des cas plus graves se compliquant rapidement de
pneumonies infectieuses à marche rapide et se terminant
par la mort à brève échéance. Il fallut donc en revenir sur
l'opinion du début et avouer que la grippe était un ennemi
plus dangereux qu'on ne le pensait. M. Bertillon a fait d'ail-
leurs observer que la mortalité quotidienne du fait de la grippe
a été pendant quelque temps plus élevée à Paris que pendant
les épidémies de choléra de 1854 et de 1865, bien que le
nombre total des décès fût inférieur.

Chez les tuberculeux la grippe a eu une influence des plus
mauvaises et a hâté souvent le dénoûment. On peut en dire
autant des affections chroniques du cœur et des lésions an-
ciennes de l'axe cérébro-spinal.

On peut avancer d'une façon générale que lorsque la grippe
atteignait un sujet indemne de toute lésion antérieure, elle
pouvait affecter un caractère plus ou moins sévère, mais ne
causait que très rarement la mort.

PATHOGÉNIE. — Quelle est la nature de l'affection dont on
vient de lire la description ? Est-elle contagieuse ? La chose
paraît prouvée par les faits suivants : 1° un voyageur arrive
de Paris à Frontignan le 15 décembre, tombe malade en
arrivant, dîne le 17 avec dix personnes dont cinq sont
atteintes de grippe. Le 21, un employé de ce premier malade est atteint à son tour et contamine un petit village, Vic,
qu'il habitait. Antérieurement, il n'y avait pas eu un seul
cas de grippe à Frontignan ni à Vic. (Fait communiqué à la
Semaine médicale par le docteur Grasset.)

Le second fait appartient au docteur Danguy des Déserts
et concerne l'épidémie du vaisseau-école la *Bretagne*. Un
officier de la *Bretagne* reçoit de Paris deux colis, trois jours
après les avoir ouverts il est atteint d'influenza. Quelques
jours après il se rend à bord, et, à partir de ce moment,

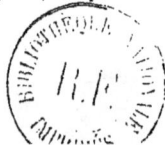

l'épidémie éclate, se répand et fait de nombreuses victimes
sur ce bâtiment, alors qu'aucun cas ne s'était montré aupa-
ravant. (Fait relaté par la *Semaine médicale*.)

Un troisième fait cité par le docteur Proust appartient au
docteur d'Hoste, médecin du paquebot le *Saint-Germain*.
Ce paquebot fut contaminé par un passager venant de
Madrid ; 154 cas se développèrent sur ce bâtiment.

Le professeur Bouchard cite, d'après le docteur Tueffert,
un fait non moins concluant. Un habitant de Montbéliard
séjourne à Paris où il se trouve en contact avec des grippés.
Il tombe malade quelques jours après son retour à Montbéliard, et contamine toute sa famille, de là l'épidémie se
répand sur toute la ville.

Je puis citer encore le fait suivant que j'ai observé.
M. X... fut atteint d'une grippe à forme thoracique grave,
en même temps que sa petite fille âgée de huit ans ; deux
jours après, sa femme et un de ses employés furent obligés
de s'aliter, atteints à leur tour. M. X... fit venir une de ses
nièces habitant une commune distante de vingt kilomètres
et indemne jusqu'alors de grippe. Douze heures après son
arrivée, cette jeune fille tombait malade. Il me serait facile
de citer beaucoup d'autres cas analogues ; ceux que je viens
de rapporter me paraissent suffisants pour prouver que la
grippe est une maladie contagieuse.

Ce qui semble plaider contre la contagiosité de la grippe,
c'est sa rapide extension. Parmi toutes les maladies épidé-
miques, pas une seule, si ce n'est la dengue, ne se répand
aussi vite et n'envahit d'aussi grandes étendues de pays.
Que l'on prenne en effet le choléra, on peut le suivre pour
ainsi dire pas à pas ; le choléra asiatique procédant par éta-
pes successives. Il en est de même de la fièvre jaune, du
typhus, etc. Pour la grippe, rien de pareil ; toute l'Europe a
été envahie pour ainsi dire simultanément. Cependant, en ana-

lysant les faits, on peut voir que ce sont d'abord les grandes
agglomérations qui ont été prises : les capitales de l'Europe,
puis les villes de province, puis les campagnes environnantes.
Si dans beaucoup de cas la rapidité d'extension de la maladie
n'avait pas empêché d'observer les premiers cas, et de bien
établir leur origine, sûrement on aurait vu les choses se
passer comme dans les faits que j'ai rapportés plus haut.

La grippe étant une maladie contagieuse et transmissible,
il est plus que probable qu'elle est d'origine microbienne.
Disons tout de suite qu'aucun microbe pathogène n'a encore
été trouvé dans l'influenza. Nothnagel attribue la grippe à
une ptomaïne sécrétée par une bactérie. Le professeur Bouchard a trouvé dans le liquide de l'herpès labial d'un malade
atteint de grippe, le staphylococcus pyogenes aureus ; chez
les sujets atteints de pneumonie grippale, le pneumocoque ;
enfin, dans le mucus bronchique, le streptocoque. Siefert
prétend que la grippe est causée par un microcoque spécial
que l'on retrouve dans le mucus nasal des grippés. Le
docteur Jolles soutient, lui, que l'agent pathogène de l'influenza est un bacille spécial auquel, à cause de sa forme,
il donne le nom de bacille-évêque. Tous les auteurs signa-
lent, dans les pneumonies grippales, le pneumocoque de
Friedlaender. Comme on le voit, l'agent pathogène de la
grippe est encore à trouver.

Comment se propage la grippe ? Etant donnée la rapidité
d'extension de la maladie, il est fort probable que l'air est
le véhicule du contage. On a même soutenu que le microbe
pathogène encore inconnu, transporté par l'air, était déposé
sur la muqueuse nasale, y pullulait, et se répandait de là
dans l'organisme, après avoir causé le coryza du début
(théorie de Weber).

Etablissons maintenant le parallèle des deux affections et
voyons si l'on peut les identifier.

Parallèle entre la Dengue et la Grippe de 1889-1890.

FIÈVRE DENGUE	GRIPPE (1re FORME)	GRIPPE (FORME THORACIQUE)
Maladie infectieuse, transmissible et contagieuse, ayant les caractères d'une maladie microbienne.	Maladie infectieuse, contagieuse, ayant les caractères d'une affection microbienne.	Idem.
Affection se transmettant avec une grande rapidité et envahissant dans un court espace de temps de grandes étendues de pays.	Affection se transmettant avec une grande rapidité, envahissant des pays entiers dans l'espace de quelques jours.	Idem.
	Les épidémies de grippe ont presque toutes été des pandémies.	
Sévit surtout dans la zone intertropicale, mais peut envahir les zones tempérées.	Sévit surtout dans les contrées du nord et dans les pays à climats tempérés.	Idem.
Début brusque, — parfois foudroyant	Début brusque, — rarement foudroyant.	Prodromes durant deux ou trois jours. Coryza antérieur.
Caractérisée par des douleurs polyarticulaires et musculaires ; un état gastrique très accusé ; une réaction fébrile vive et de courte durée ; un érythème spécial initial (initial rash).	Caractérisée par des douleurs musculaires, quelquefois polyarticulaires ; un état gastrique très accusé ; une réaction fébrile vive ; rarement par un érythème initial.	Caractérisée par des phénomènes trachéo-bronchiques.
Possède une seconde période avec éruption spéciale (terminal rash), prurigineuse, se terminant par desquamation furfuracée.	Pas de seconde période ; souvent phénomènes trachéo-bronchiques le second ou le troisième jour. Quelquefois prurit.	Symptômes de bronchite plus ou moins généralisée.
Convalescence longue signalée par une faiblesse hors de proportion avec la durée de la maladie. — Rechutes rares.	Idem. — Quelquefois douleurs musculaires persistantes pendant toute la durée de la convalescence.	Idem.
Pronostic très bénin.	Idem.	Pronostic sérieux.
Complications du côté du tube digestif et de ses annexes.—Le paludisme vient souvent modifier la forme de la maladie. — Accès de fièvre intermittente fréquents pendant la convalescence.	Complications pleuro-pulmonaires fréquentes.	Complications pleuro-pulmonaires très fréquentes.

Avant de discuter les analogies ou les différences qui existent entre la grippe et la dengue, quelques remarques sont nécessaires.

Un mot d'abord sur les éruptions cutanées qui surviennent dans les pyrexies des pays chauds. Sous les tropiques, les glandes sudorales fonctionnent activement ; aussi, les déterminations cutanées sont-elles fréquentes. Dans presque toutes les maladies fébriles non éruptives, paludéennes ou non, il est fréquent de rencontrer des érythèmes diffus, n'affectant aucun caractère bien déterminé, fugaces, très souvent prurigineux, et n'apportant aucun élément nouveau pour le diagnostic de l'affection. Ceci étant acquis, si l'on considère que les éruptions observées dans la fièvre dengue n'offrent pas de caractères constants, sont très fugaces, peuvent être si peu accusées qu'elles passent inaperçues, ou peuvent manquer, on avouera qu'on ne peut faire de ces efflorescences cutanées un symptôme pathognomonique de l'affection.

En second lieu, les maladies subissent des modifications quelquefois très grandes, suivant le climat sous lequel on observe. Ces différences d'allure clinique imprimées par le climat aux maladies ne sont jamais fondamentales, les symptômes capitaux et pathognomoniques se retrouvent partout et toujours. Que la fièvre typhoïde se développe en France ou aux Antilles, elle sera toujours caractérisée par des lésions des plaques de Peyer, et on retrouvera toujours dans les selles typhiques le bacille d'Eberth. D'une façon générale, dans les climats chauds et surtout dans la zone torride : 1° les complications du côté de l'appareil respiratoire sont tout à fait exceptionnelles ; 2° les déterminations du côté du tube digestif et de ses annexes, sont au contraire la règle ; 3° il faut compter avec un élément nouveau qui souvent se surajoute à l'affection préexistante, et qui ne se manifeste fréquemment que lorsque l'organisme est déjà affaibli par une autre maladie, je veux parler du paludisme.

Ces remarques faites, que l'on compare dans le tableau ci-dessus la fièvre dengue et la première forme de la grippe et l'on verra qu'il n'y a pas entre ces deux affections de différences capitales. Même nature, même contagiosité, même marche rapide et envahissante, même début brusque, même convalescence pénible, même pronostic. Les douleurs articulaires sont fréquentes dans la dengue, rares dans la grippe; l'éruption est la règle dans la dengue, l'exception dans la grippe ; les complications dans la dengue existent surtout du côté de l'appareil digestif ; du côté des voies respiratoires dans la grippe ; mais toutes ces divergences ne sont pas fondamentales, et la différence de latitude sous laquelle on observe les deux affections peut parfaitement être mise en cause pour les expliquer.

Quant à la seconde forme de la grippe, la forme thoracique, elle ressemble si peu à la première, que plusieurs médecins la croient d'une autre nature, donnant le nom de type dengue à la première forme et réservant celui de grippe à la seconde. La question est difficile à trancher ; sur ce terrain le dernier mot restera à la bactériologie ; on pourra conclure plus sûrement à l'identité des deux affections, lorsque leurs agents pathogènes auront été découverts. Cependant il ne répugne nullement d'admettre que ces deux modalités cliniques de l'épidémie de 1889-90 sont de même nature. On peut parfaitement émettre cette hypothèse que dans la première forme, l'agent pathogène se localise surtout dans le système nerveux, et dans la seconde, dans l'appareil pulmonaire.

Quoi qu'il en soit, les analogies qui existent entre la fièvre dengue et la première forme de l'épidémie dernière permettent de conclure à l'identité de nature de ces deux affections. Un point intéressant à élucider et que je ne ferai que signaler, serait de savoir si la grippe de 1889 est la même affection que celle qui a été observée dans les épidémies antérieures. Si cette question était résolue par l'affirmative, il ne resterait plus qu'à rayer la fièvre dengue de la nomenclature des maladies exotiques ; la fièvre dengue n'étant autre chose qu'une grippe modifiée par le climat.

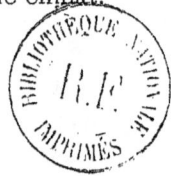

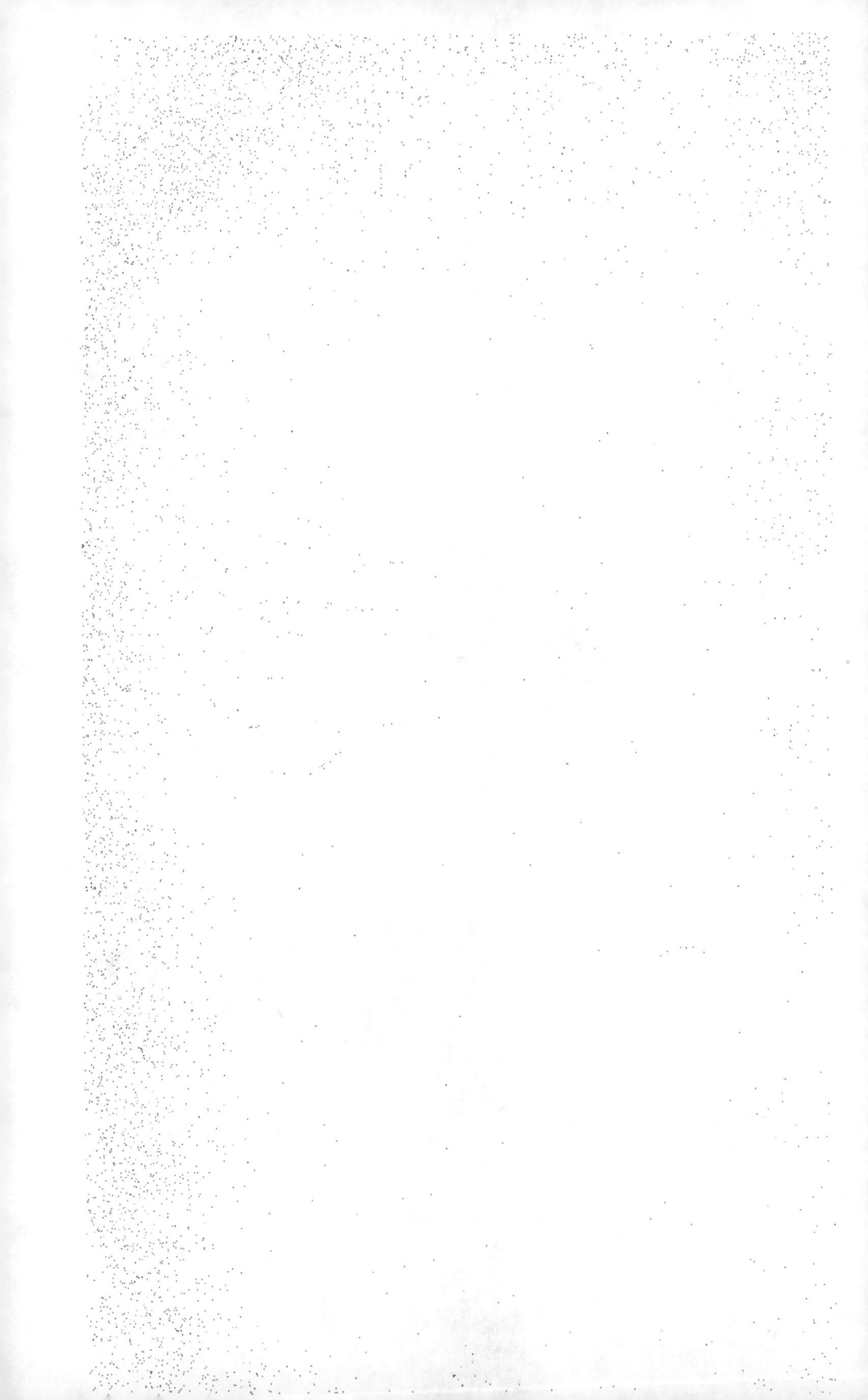

www.ingramcontent.com/pod-product-compliance
Lightning Source LLC
Chambersburg PA
CBHW060506200326
41520CB00017B/4926